I0095649

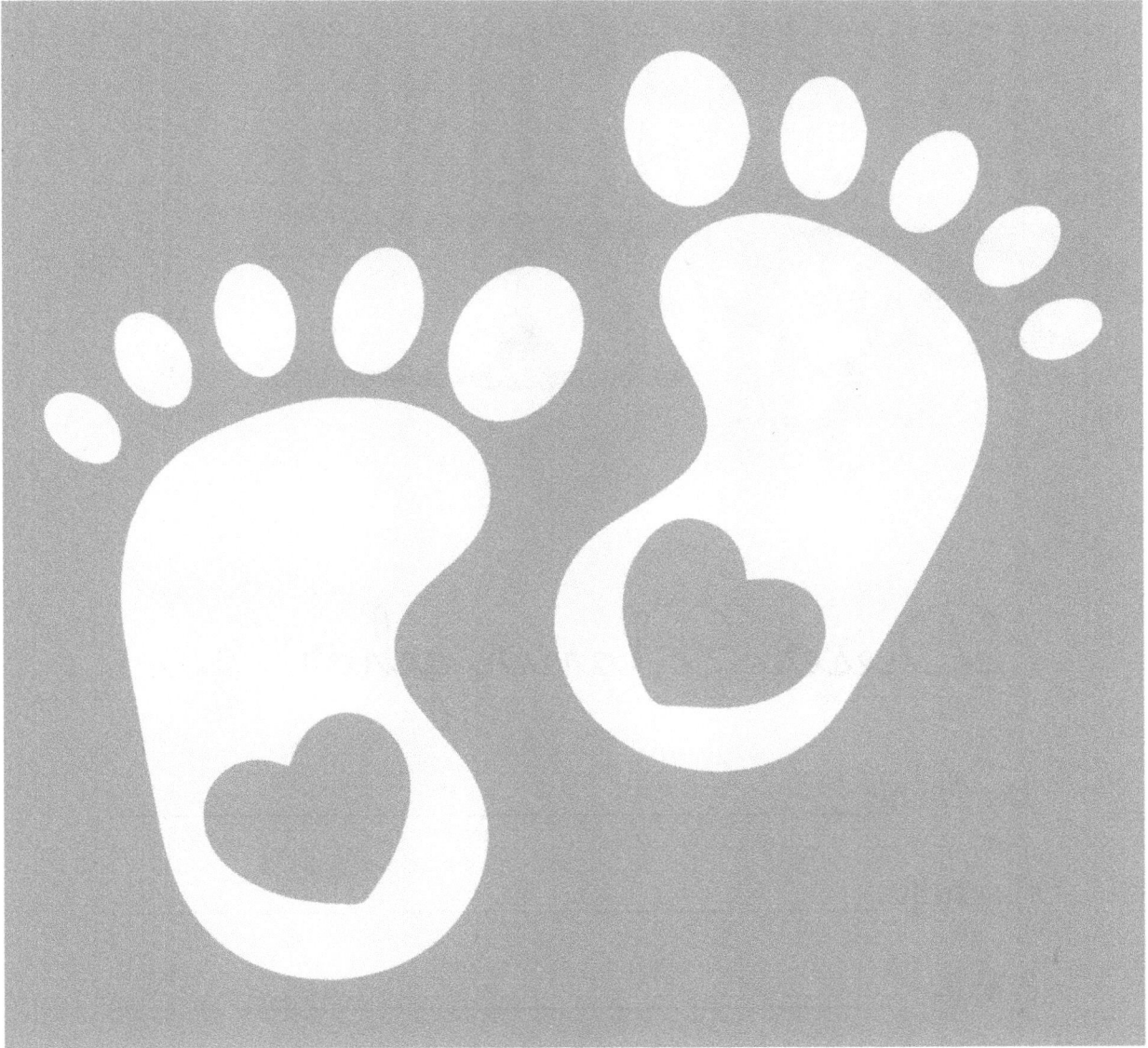

Mein Schwangerschaftsplaner

LOADING

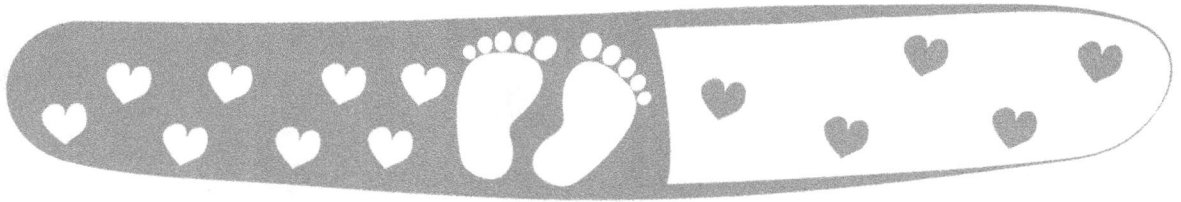

Dieser Planer gehört zu:

Der Name:_____

Anschrift:_____

E-Mail: _____

Webseiten:_____

Telefonnummer:_____

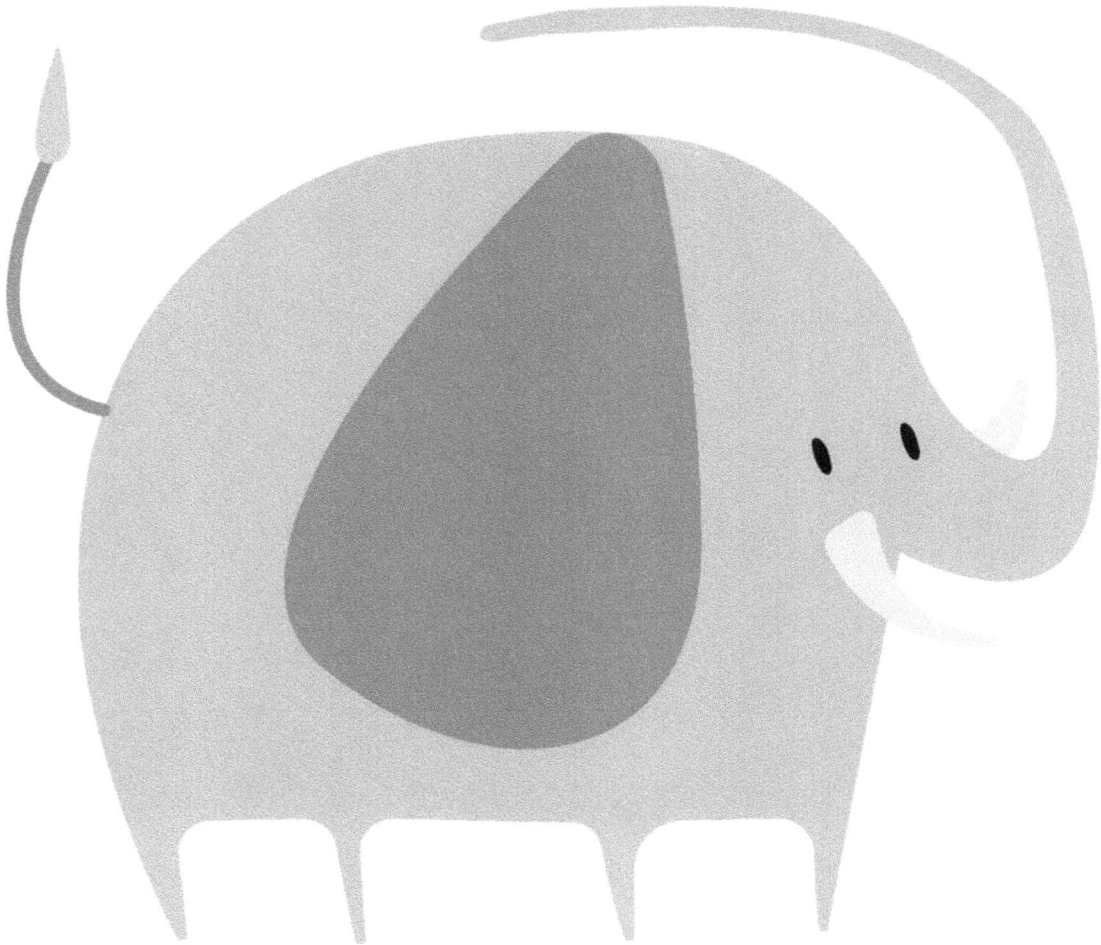

Ich bin .... Jahre alt

Dies ist meine .... Schwangerschaft

Ich bin schwanger

Datum, an dem ich es herausgefunden habe:

Wie ich meinem Ehepartner die Schwangerschaft eröffnete

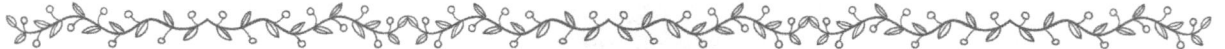

Reaktion des Ehepartners

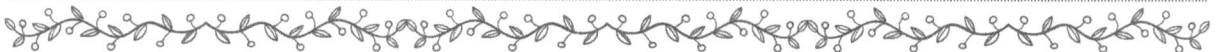

Wem habe ich es als nächstes gesagt?

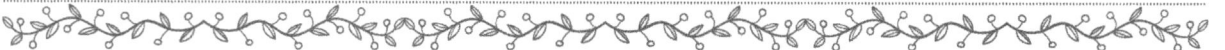

Terminkalender

Datum:

Name des Arztes:

Schwangerschaftsalter:

Gewicht:

Blutdruck:

Fötushöhe:

Herzfrequenz des Babys:

Anmerkungen zur Diskussion

Terminkalender

Datum:

Name des Arztes:

Schwangerschaftsalter:

Gewicht:

Blutdruck:

Fötushöhe:

Herzfrequenz des Babys:

Anmerkungen zur Diskussion

Terminkalender

Datum:

Name des Arztes:

Schwangerschaftsalter:

Gewicht:

Blutdruck:

Fötushöhe:

Herzfrequenz des Babys:

Anmerkungen zur Diskussion

Terminkalender

Datum:

Name des Arztes:

Schwangerschaftsalter:

Gewicht:

Blutdruck:

Fötushöhe:

Herzfrequenz des Babys:

Anmerkungen zur Diskussion

Terminkalender

Datum:

Name des Arztes:

Schwangerschaftsalter:

Gewicht:

Blutdruck:

Fötushöhe:

Herzfrequenz des Babys:

Anmerkungen zur Diskussion

Terminkalender

Datum:

Name des Arztes:

Schwangerschaftsalter:

Gewicht:

Blutdruck:

Fötushöhe:

Herzfrequenz des Babys:

Anmerkungen zur Diskussion

Terminkalender

Datum:

Name des Arztes:

Schwangerschaftsalter:

Gewicht:

Blutdruck:

Fötushöhe:

Herzfrequenz des Babys:

Anmerkungen zur Diskussion

Terminkalender

Datum:

Name des Arztes:

Schwangerschaftsalter:

Gewicht:

Blutdruck:

Fötushöhe:

Herzfrequenz des Babys:

Anmerkungen zur Diskussion

Woche: ....

Datum: ....

Aktuelles Gewicht: ....

Baby ist die Größe von: ....

Bauchumfang: ....

Heißhunger

Aversionen

Symptome

Meilensteine

Worüber mache ich mir Sorgen?

Worüber bin ich aufgeregt?

Meine Gedanken und Gefühle

Essensplaner

Montag

Samstag

Dienstag

Sonntag

Mittwoch

Lebensmittelliste

Donnerstag

Freitag

Tagebuchführung

Woche: ....

Datum: ....

Aktuelles Gewicht: ....

Baby ist die Größe von: ....

Bauchumfang: ....

Heißhunger

Aversionen

Symptome

Meilensteine

Worüber mache ich mir Sorgen?

Worüber bin ich aufgeregt?

Meine Gedanken und Gefühle

Essensplaner

Montag

Samstag

Dienstag

Sonntag

Mittwoch

Lebensmittelliste

Donnerstag

Freitag

Tagebuchführung

_____

_____

_____

_____

_____

_____

_____

_____

_____

_____

_____

_____

_____

_____

_____

_____

_____

_____

_____

Woche: ....

Datum: ....

Aktuelles Gewicht: ....

Baby ist die Größe von: ....

Bauchumfang: ....

Heißhunger

Aversionen

Symptome

Meilensteine

Worüber mache ich mir Sorgen?

Worüber bin ich aufgeregt?

Meine Gedanken und Gefühle

Essensplaner

Montag

Dienstag

Mittwoch

Donnerstag

Freitag

Samstag

Sonntag

Lebensmittelliste

Tagebuchführung

Woche: ....

Datum: ....

Aktuelles Gewicht: ....

Baby ist die Größe von: ....

Bauchumfang: ....

Heißhunger

Aversionen

Symptome

Meilensteine

Worüber mache ich mir Sorgen?

Worüber bin ich aufgeregt?

Meine Gedanken und Gefühle

Essensplaner

Montag

Dienstag

Mittwoch

Donnerstag

Freitag

Samstag

Sonntag

Lebensmittelliste

Tagebuchführung

_____

_____

_____

_____

_____

_____

_____

_____

_____

_____

_____

_____

_____

_____

_____

_____

_____

_____

Woche: ....

Datum: ....

Aktuelles Gewicht: ....

Baby ist die Größe von: ....

Bauchumfang: ....

Heißhunger

Aversionen

Symptome

Meilensteine

Worüber mache ich mir Sorgen?

Worüber bin ich aufgeregt?

Meine Gedanken und Gefühle

Essensplaner

Montag

Samstag

Dienstag

Sonntag

Mittwoch

Lebensmittelliste

Donnerstag

Freitag

Tagebuchführung

_____

_____

_____

_____

_____

_____

_____

_____

_____

_____

_____

_____

_____

_____

_____

_____

_____

_____

Woche: ....

Datum:

Aktuelles Gewicht:

Baby ist die Größe von:

Bauchumfang:

Heißhunger

Aversionen

Symptome

Meilensteine

Worüber mache ich mir Sorgen?

Worüber bin ich aufgeregt?

Meine Gedanken und Gefühle

Essensplaner

Montag

Samstag

Dienstag

Sonntag

Mittwoch

Lebensmittelliste

Donnerstag

Freitag

Tagebuchführung

Woche: ....

Datum:

Aktuelles Gewicht:

Baby ist die Größe von:

Bauchumfang:

Heißhunger

Aversionen

Symptome

Meilensteine

Worüber mache ich mir Sorgen?

Worüber bin ich aufgeregt?

Meine Gedanken und Gefühle

Essensplaner

Montag

Samstag

Dienstag

Sonntag

Mittwoch

Lebensmittelliste

Donnerstag

Freitag

Tagebuchführung

Woche: ....

Datum: ....   Baby ist die Größe von: ....

Aktuelles Gewicht: ....   Bauchumfang: ....

Heißhunger	Aversionen

Symptome	Meilensteine

Worüber mache ich mir Sorgen?	Worüber bin ich aufgeregt?

Meine Gedanken und Gefühle

Essensplaner

Montag

Samstag

Dienstag

Sonntag

Mittwoch

Lebensmittelliste

Donnerstag

Freitag

Tagebuchführung

....

....

....

....

....

....

....

....

....

....

....

....

....

....

....

....

....

....

....

Woche: ....

Datum:

Aktuelles Gewicht:

Baby ist die Größe von:

Bauchumfang:

Heißhunger

Aversionen

Symptome

Meilensteine

Worüber mache ich mir Sorgen?

Worüber bin ich aufgeregt?

Meine Gedanken und Gefühle

Essensplaner

Montag

Samstag

Dienstag

Sonntag

Mittwoch

Lebensmittelliste

Donnerstag

Freitag

Tagebuchführung

Woche: ....

Datum: ....

Baby ist die Größe von: ....

Aktuelles Gewicht: ....

Bauchumfang: ....

Heißhunger

Aversionen

Symptome

Meilensteine

Worüber mache ich mir Sorgen?

Worüber bin ich aufgeregt?

Meine Gedanken und Gefühle

Essensplaner

Montag

Samstag

Dienstag

Sonntag

Mittwoch

Lebensmittelliste

Donnerstag

Freitag

Tagebuchführung

Woche: ....

Datum:

Baby ist die Größe von:

Aktuelles Gewicht:

Bauchumfang:

Heißhunger

Aversionen

Symptome

Meilensteine

Worüber mache ich mir Sorgen?

Worüber bin ich aufgeregt?

Meine Gedanken und Gefühle

Essensplaner

Montag

Samstag

Dienstag

Sonntag

Mittwoch

Lebensmittelliste

Donnerstag

Freitag

Tagebuchführung

Woche: ....

Datum:
....

Aktuelles Gewicht:
....

Baby ist die Größe von:
....

Bauchumfang:
....

Heißhunger

Aversionen

Symptome

Meilensteine

Worüber mache ich mir Sorgen?

Worüber bin ich aufgeregt?

Meine Gedanken und Gefühle

Essensplaner

Montag

Dienstag

Mittwoch

Donnerstag

Freitag

Samstag

Sonntag

Lebensmittelliste

Tagebuchführung

Woche: ....

Datum: ....

Aktuelles Gewicht: ....

Baby ist die Größe von: ....

Bauchumfang: ....

Heißhunger

Aversionen

Symptome

Meilensteine

Worüber mache ich mir Sorgen?

Worüber bin ich aufgeregt?

Meine Gedanken und Gefühle

Essensplaner

Montag	Samstag

Dienstag	Sonntag

Mittwoch	Lebensmittelliste

Donnerstag	

Freitag	

Tagebuchführung

Woche: ....

Datum: ....

Aktuelles Gewicht: ....

Baby ist die Größe von: ....

Bauchumfang: ....

Heißhunger

Aversionen

Symptome

Meilensteine

Worüber mache ich mir Sorgen?

Worüber bin ich aufgeregt?

Meine Gedanken und Gefühle

Essensplaner

Montag

Samstag

Dienstag

Sonntag

Mittwoch

Lebensmittelliste

Donnerstag

Freitag

Tagebuchführung

Woche: ....

Datum: Baby ist die Größe von:

Aktuelles Gewicht: Bauchumfang:

Heißhunger

Aversionen

Symptome

Meilensteine

Worüber mache ich mir Sorgen?

Worüber bin ich aufgeregt?

Meine Gedanken und Gefühle

Essensplaner

Montag

Samstag

Dienstag

Sonntag

Mittwoch

Lebensmittelliste

Donnerstag

Freitag

Tagebuchführung

Woche: ....

Datum: ....

Aktuelles Gewicht: ....

Baby ist die Größe von: ....

Bauchumfang: ....

Heißhunger

Aversionen

Symptome

Meilensteine

Worüber mache ich mir Sorgen?

Worüber bin ich aufgeregt?

Meine Gedanken und Gefühle

Essensplaner

Montag

Samstag

Dienstag

Sonntag

Mittwoch

Lebensmittelliste

Donnerstag

Freitag

Tagebuchführung

Woche: ....

Datum:

Aktuelles Gewicht:

Baby ist die Größe von:

Bauchumfang:

Heißhunger

Aversionen

Symptome

Meilensteine

Worüber mache ich mir Sorgen?

Worüber bin ich aufgeregt?

Meine Gedanken und Gefühle

Essensplaner

Montag

Samstag

Dienstag

Sonntag

Mittwoch

Lebensmittelliste

Donnerstag

Freitag

Tagebuchführung

Woche: ....

Datum: ....

Baby ist die Größe von: ....

Aktuelles Gewicht: ....

Bauchumfang: ....

Heißhunger

Aversionen

Symptome

Meilensteine

Worüber mache ich mir Sorgen?

Worüber bin ich aufgeregt?

Meine Gedanken und Gefühle

Essensplaner

Montag

Dienstag

Mittwoch

Donnerstag

Freitag

Samstag

Sonntag

Lebensmittelliste

Tagebuchführung

Woche: ....

Datum: ....

Aktuelles Gewicht: ....

Baby ist die Größe von: ....

Bauchumfang: ....

Heißhunger

Aversionen

Symptome

Meilensteine

Worüber mache ich mir Sorgen?

Worüber bin ich aufgeregt?

Meine Gedanken und Gefühle

Essensplaner

Montag

Samstag

Dienstag

Sonntag

Mittwoch

Lebensmittelliste

Donnerstag

Freitag

Tagebuchführung

Woche: ....

Datum: ....

Baby ist die Größe von: ....

Aktuelles Gewicht: ....

Bauchumfang: ....

Heißhunger

Aversionen

Symptome

Meilensteine

Worüber mache ich mir Sorgen?

Worüber bin ich aufgeregt?

Meine Gedanken und Gefühle

Essensplaner

Montag

Dienstag

Mittwoch

Donnerstag

Freitag

Samstag

Sonntag

Lebensmittelliste

Tagebuchführung

_____

_____

_____

_____

_____

_____

_____

_____

_____

_____

_____

_____

_____

_____

_____

_____

_____

_____

_____

_____

Woche: ....

Datum: ....

Baby ist die Größe von: ....

Aktuelles Gewicht: ....

Bauchumfang: ....

Heißhunger

Aversionen

Symptome

Meilensteine

Worüber mache ich mir Sorgen?

Worüber bin ich aufgeregt?

Meine Gedanken und Gefühle

Essensplaner

Montag

Samstag

Dienstag

Sonntag

Mittwoch

Lebensmittelliste

Donnerstag

Freitag

Tagebuchführung

....

....

....

....

....

....

....

....

....

....

....

....

....

....

....

....

....

....

....

Woche: ....

Datum:

Aktuelles Gewicht:

Baby ist die Größe von:

Bauchumfang:

Heißhunger

Aversionen

Symptome

Meilensteine

Worüber mache ich mir Sorgen?

Worüber bin ich aufgeregt?

Meine Gedanken und Gefühle

Essensplaner

Montag

Samstag

Dienstag

Sonntag

Mittwoch

Lebensmittelliste

Donnerstag

Freitag

Tagebuchführung

Woche: ....

Datum: ....

Baby ist die Größe von: ....

Aktuelles Gewicht: ....

Bauchumfang: ....

Heißhunger

Aversionen

Symptome

Meilensteine

Worüber mache ich mir Sorgen?

Worüber bin ich aufgeregt?

Meine Gedanken und Gefühle

Essensplaner

Montag

Samstag

Dienstag

Sonntag

Mittwoch

Lebensmittelliste

Donnerstag

Freitag

Tagebuchführung

Woche: ....

Datum: ....

Baby ist die Größe von: ....

Aktuelles Gewicht: ....

Bauchumfang: ....

Heißhunger

Aversionen

Symptome

Meilensteine

Worüber mache ich mir Sorgen?

Worüber bin ich aufgeregt?

Meine Gedanken und Gefühle

Essensplaner

Montag

Samstag

Dienstag

Sonntag

Mittwoch

Lebensmittelliste

Donnerstag

Freitag

Tagebuchführung

_____

_____

_____

_____

_____

_____

_____

_____

_____

_____

_____

_____

_____

_____

_____

_____

_____

_____

Woche: ....

Datum:

Aktuelles Gewicht:

Baby ist die Größe von:

Bauchumfang:

Heißhunger

Aversionen

Symptome

Meilensteine

Worüber mache ich mir Sorgen?

Worüber bin ich aufgeregt?

Meine Gedanken und Gefühle

Essensplaner

Montag

Dienstag

Mittwoch

Donnerstag

Freitag

Samstag

Sonntag

Lebensmittelliste

Tagebuchführung

Woche: ....

Datum: ....

Baby ist die Größe von: ....

Aktuelles Gewicht: ....

Bauchumfang: ....

Heißhunger

Aversionen

Symptome

Meilensteine

Worüber mache ich mir Sorgen?

Worüber bin ich aufgeregt?

Meine Gedanken und Gefühle

Essensplaner

Montag

Samstag

Dienstag

Sonntag

Mittwoch

Lebensmittelliste

Donnerstag

Freitag

Tagebuchführung

Woche: ....

Datum:

Aktuelles Gewicht:

Baby ist die Größe von:

Bauchumfang:

Heißhunger

Aversionen

Symptome

Meilensteine

Worüber mache ich mir Sorgen?

Worüber bin ich aufgeregt?

Meine Gedanken und Gefühle

Essensplaner

Montag

Samstag

Dienstag

Sonntag

Mittwoch

Lebensmittelliste

Donnerstag

Freitag

Tagebuchführung

....

....

....

....

....

....

....

....

....

....

....

....

....

....

....

....

....

....

....

Woche: ....

Datum: ....

Aktuelles Gewicht: ....

Baby ist die Größe von: ....

Bauchumfang: ....

Heißhunger

Aversionen

Symptome

Meilensteine

Worüber mache ich mir Sorgen?

Worüber bin ich aufgeregt?

Meine Gedanken und Gefühle

Essensplaner

Montag

Samstag

Dienstag

Sonntag

Mittwoch

Lebensmittelliste

Donnerstag

Freitag

Tagebuchführung

Woche: ....

Datum: ....

Aktuelles Gewicht: ....

Baby ist die Größe von: ....

Bauchumfang: ....

Heißhunger

Aversionen

Symptome

Meilensteine

Worüber mache ich mir Sorgen?

Worüber bin ich aufgeregt?

Meine Gedanken und Gefühle

Essensplaner

Montag

Samstag

Dienstag

Sonntag

Mittwoch

Lebensmittelliste

Donnerstag

Freitag

Tagebuchführung

Woche: ....

Datum: ....

Baby ist die Größe von: ....

Aktuelles Gewicht: ....

Bauchumfang: ....

Heißhunger

Aversionen

Symptome

Meilensteine

Worüber mache ich mir Sorgen?

Worüber bin ich aufgeregt?

Meine Gedanken und Gefühle

Essensplaner

Montag

Dienstag

Mittwoch

Donnerstag

Freitag

Samstag

Sonntag

Lebensmittelliste

Tagebuchführung

Woche: ....

Datum: ....

Baby ist die Größe von: ....

Aktuelles Gewicht: ....

Bauchumfang: ....

Heißhunger

Aversionen

Symptome

Meilensteine

Worüber mache ich mir Sorgen?

Worüber bin ich aufgeregt?

Meine Gedanken und Gefühle

Essensplaner

Montag

Samstag

Dienstag

Sonntag

Mittwoch

Lebensmittelliste

Donnerstag

Freitag

Tagebuchführung

Woche: ....

Datum:

Aktuelles Gewicht:

Baby ist die Größe von:

Bauchumfang:

Heißhunger

Aversionen

Symptome

Meilensteine

Worüber mache ich mir Sorgen?

Worüber bin ich aufgeregt?

Meine Gedanken und Gefühle

Essensplaner

Montag

Samstag

Dienstag

Sonntag

Mittwoch

Lebensmittelliste

Donnerstag

Freitag

Tagebuchführung

Woche: ....

Datum:

Aktuelles Gewicht:

Baby ist die Größe von:

Bauchumfang:

Heißhunger

Aversionen

Symptome

Meilensteine

Worüber mache ich mir Sorgen?

Worüber bin ich aufgeregt?

Meine Gedanken und Gefühle

Essensplaner

Montag

Samstag

Dienstag

Sonntag

Mittwoch

Lebensmittelliste

Donnerstag

Freitag

Tagebuchführung

_____

_____

_____

_____

_____

_____

_____

_____

_____

_____

_____

_____

_____

_____

_____

_____

_____

_____

_____

Woche: ....

Datum: .... Baby ist die Größe von: ....

Aktuelles Gewicht: .... Bauchumfang: ....

Heißhunger

Aversionen

Symptome

Meilensteine

Worüber mache ich mir Sorgen?

Worüber bin ich aufgeregt?

Meine Gedanken und Gefühle

Essensplaner

Montag

Samstag

Dienstag

Sonntag

Mittwoch

Lebensmittelliste

Donnerstag

Freitag

Tagebuchführung

Woche: ....

Datum: ....

Aktuelles Gewicht: ....

Baby ist die Größe von: ....

Bauchumfang: ....

Heißhunger

Aversionen

Symptome

Meilensteine

Worüber mache ich mir Sorgen?

Worüber bin ich aufgeregt?

Meine Gedanken und Gefühle

Essensplaner

Montag	Samstag

Dienstag	Sonntag

Mittwoch	Lebensmittelliste

Donnerstag	

Freitag	

Tagebuchführung

Woche: ....

Datum:

Aktuelles Gewicht:

Baby ist die Größe von:

Bauchumfang:

Heißhunger

Aversionen

Symptome

Meilensteine

Worüber mache ich mir Sorgen?

Worüber bin ich aufgeregt?

Meine Gedanken und Gefühle

Essensplaner

Montag

Samstag

Dienstag

Sonntag

Mittwoch

Lebensmittelliste

Donnerstag

Freitag

Tagebuchführung

Der erste Ultraschall des Babys

Stellen Sie hier ein Foto von Babys erstem Ultraschall ein!

Datum:......................................

Zweite
Ultraschalluntersuchung
des Babys

Stellen Sie hier ein Foto von Babys erstem
Ultraschall ein!

Datum:....................................

Dritte Ultraschalluntersuchung des Babys

Stellen Sie hier ein Foto von Babys erstem Ultraschall ein!

Datum:.....................................

Woche:..............

Platzieren Sie ein Foto von sich selbst,
oder Bilder vom Bauch
während Ihrer Schwangerschaft hier ein!

Datum:....................................

Woche:..............

Platzieren Sie ein Foto von sich selbst,
oder Bilder vom Bauch
während Ihrer Schwangerschaft hier ein!

Datum:....................................

Woche:.............

Platzieren Sie ein Foto von sich selbst,
oder Bilder vom Bauch
während Ihrer Schwangerschaft hier ein!

Datum:....................................

Woche:..............

Platzieren Sie ein Foto von sich selbst,
oder Bilder vom Bauch
während Ihrer Schwangerschaft hier ein!

Datum:....................................

Woche:...............

Platzieren Sie ein Foto von sich selbst,
oder Bilder vom Bauch
während Ihrer Schwangerschaft hier ein!

Datum:.....................................

Woche:..............

Platzieren Sie ein Foto von sich selbst,
oder Bilder vom Bauch
während Ihrer Schwangerschaft hier ein!

Datum:....................................

Woche:...............

Platzieren Sie ein Foto von sich selbst,
oder Bilder vom Bauch
während Ihrer Schwangerschaft hier ein!

Datum:.....................................

Woche:...............

Platzieren Sie ein Foto von sich selbst,
oder Bilder vom Bauch
während Ihrer Schwangerschaft hier ein!

Datum:.....................................

Woche:...............

Platzieren Sie ein Foto von sich selbst,
oder Bilder vom Bauch
während Ihrer Schwangerschaft hier ein!

Datum:....................................

Mein Geburtstagsplan

Fälligkeitsdatum:

Name: Name des Partners:

Arzt: Krankenhaus:

Geplante Entbindungsmethode:

Ersatz-Entbindungsmethode:

Besondere Hinweise:

Ich möchte, dass diese Personen bei den Wehen bzw. der Geburt anwesend sind:

Partner:

Freunde:

Verwandten:

Doula:

Kinder:

Anmerkungen

Vorschlagsliste für Krankenhaustaschen

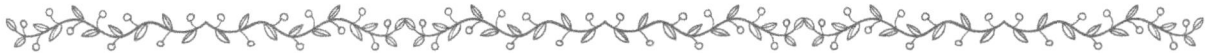

Wenn Sie sich fragen, was Sie in Ihre Krankenhaustasche für die Wehen packen sollen, finden Sie hier die wichtigsten Dinge, die Sie zusammenstellen sollten, damit Sie nicht in letzter Minute zwischen den Wehen einen Koffer füllen müssen.

Die wichtigsten Dinge für die Krankenhaustasche:

- Führerschein oder ein anderer Ausweis
- Versicherungskarte und alle von Ihnen ausgefüllten Krankenhausunterlagen
- Ihren Geburtsplan, falls Sie einen haben (bringen Sie mehrere Kopien mit, die Sie Ihrem Arzt und den verschiedenen Krankenschwestern geben können)
- Ihr Handy und ein Ladegerät
- Ein Outfit für Ihr Baby, das Sie zu Hause tragen können
- Kleidung für Sie, die Sie zu Hause tragen können (denken Sie an weite, weiche und bequeme Kleidung!)
- Kleine Tasche für zusätzliche Krankenhausutensilien und Geschenke, die Sie eventuell erhalten
- Autokindersitz (Er sollte für das Gewicht eines typischen Neugeborenen ausgelegt sein - und auch richtig eingebaut werden. Bauen Sie Ihren Kindersitz ein paar Wochen vor dem Geburtstermin ein und lassen Sie ihn von einem zertifizierten Techniker überprüfen, den Sie bei der National Highway Traffic Safety Administration finden können).

Checkliste für die Krankenhaustasche der Mutter:

Persönliche Dinge

- Haargummis, Clips oder ein Stirnband, um die Haare während der Wehen aus dem Gesicht zu halten
- Zahnbürste, Zahnpasta und Mundspülung
- Haarbürste, Kamm
- Brille, Kontaktlinsen und Kochsalzlösung, wenn Sie Linsen tragen
- Lotion, Lippenbalsam, Deodorant
- Extra saugfähige Maxi-Binden (das Krankenhaus stellt sie zur Verfügung, aber Sie sollten die Marke verwenden, mit der Sie sich am wohlsten fühlen)
- Shampoo, Spülung, Gesichtswasser, Seife, Duschgel, Make-up und alles, was Sie sonst noch brauchen, um sich nach der Entbindung erfrischt zu fühlen
- Massageöle oder -lotion für die Wehen, falls Sie welche dabei haben möchten

Kleidung

- Ein zusätzliches Paar Unterwäsche, das mit Maxi-Binden getragen werden kann
- Still-BH und Stilleinlagen für eventuelle Leckagen, falls Sie vorhaben zu stillen
- Nachthemd oder Pyjama

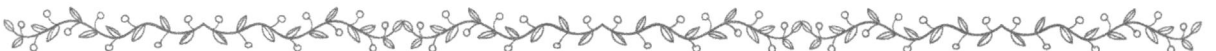

Vorschlagsliste für Krankenhaustaschen

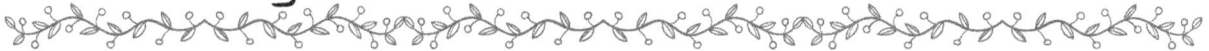

- Leichter Bademantel zum überwerfen, wenn Besuch kommt
- Gemütliche Socken mit griffiger Sohle oder Hausschuhe
- Strickjacke, Fleecejacke mit Reißverschluss oder Jogginghose für den Fall, dass Ihnen kalt wird.

Unterhaltung/Essen

- Snacks für die Wehen (Ihre eigenen Snacks sind begrenzt und müssen von Ihrem Arzt genehmigt werden; Ihr Partner sollte Sandwiches und nahrhafte Knabbereien einpacken, damit er nicht von Ihrer Seite weichen muss, um etwas zu essen zu finden)
- Snacks für die Zeit nach der Entbindung - verlassen Sie sich nicht darauf, dass das Krankenhaus oder die Entbindungsstation diese mitten in der Nacht bereitstellt (denken Sie an Cracker, Müsli, Karottenstifte, Äpfel)
- Musik oder Kopfhörer, die Sie an Ihr Handy anschließen können
- Ablenkung bei langen Wehen, z. B. ein spannender Roman, Kreuzworträtsel, Zeitschriften, ein Kartenspiel, ein Laptop oder elektronische Handheld-Spiele
- Ein Buch zur Babypflege, z. B. "Was Sie im ersten Jahr erwartet" (wenn Sie genug Platz haben, es einzupacken, und wenn Sie glauben, dass Sie die Gelegenheit haben werden, es anzusehen)
- Ein Erinnerungsbuch für das Baby, in dem Sie erste Gedanken und Erinnerungen festhalten können

Verschiedene Dinge:

- Ihr Lieblingskissen oder eine leichte Decke zum Kuscheln
- Ihr Nabelschnurblut-Bankingset, wenn Sie das Nabelschnurblut Ihres Babys einlagern (wenn Sie sich in letzter Minute entscheiden, das Nabelschnurblut Ihres Babys einlagern zu lassen, können Sie sich von der Firma über Nacht ein Set schicken lassen oder das Krankenhaus fragen, ob es Sets gibt, die Sie benutzen können)
- Erinnerungsstücke, die Sie mitnehmen möchten, z. B. Familienfotos
- Ihre Liste mit den Personen, die Sie anrufen müssen, damit Sie die guten Nachrichten weitergeben oder per SMS übermitteln können
- Ein kleines Körbchen mit Leckereien für das Personal, das Sie zusammen mit dem Geburtsplan überreichen können, wenn Sie möchten

Checkliste für die Krankenhaustasche für Ihr Baby:

Ihr Baby braucht nicht viel mehr als etwas zum Anziehen und seinen Autositz, aber je nach Wetterlage und Größe Ihrer Tasche sollten Sie noch ein paar andere Dinge einpacken:

- Babylotion, Windelcreme und ein oder zwei Windeln (das Krankenhaus wird jedoch genügend zur Verfügung stellen)
- Kleidung für den Heimweg, einschließlich Socken oder Füßlinge
- Eine Schmusedecke und ein paar Schnabeltücher

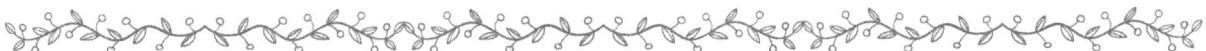

Vorschlagsliste für Krankenhaustaschen

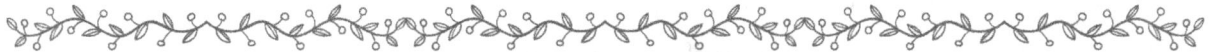

- Zusätzliche Schichten wie ein Pullover oder ein Wimpel und eine Strickmütze, wenn es draußen kalt ist
- Ein Hut mit einer kleinen Krempe für den Fall, dass es sonnig ist

Checkliste für die Kliniktasche für Partner

Die Wehen können lang sein - und es wird Zeiten geben, in denen Ihr Partner nicht viel zu tun hat. Hier finden Sie, was Sie brauchen könnten:

Persönliche Dinge:

- Telefon und Ladegerät
- Kaugummi, Minzbonbons, Lippenbalsam
- Zahnbürste, Zahnpasta, Deodorant, Ersatzkontaktlinsen, Brille und andere Toilettenartikel
- Ein Reisekissen oder Bettkissen für ein Nickerchen oder eine Übernachtung

Kleidung:

- Sweatshirt oder Jacke für den schnellen Gang zur Drogerie oder zum Feinkostladen
- Unterwäsche zum Wechseln und ein frisches Hemd für den Fall, dass die Wehen weitergehen - und weitergehen
- Pyjama für den Fall einer Übernachtung

Unterhaltung/Essen

- Snacks - und noch mehr Snacks, vor allem solche, die sich gut halten (Brezeln, Studentenfutter, Müsliriegel)
- Kleine Scheine oder Kleingeld für Automaten und die Krankenhauscafeteria
- Wiederverwendbare Wasserflasche oder ein anderes Getränk (Saft, Gatorade)
- Einen Fotoapparat und/oder eine Videokamera, wenn Sie eine haben und die ersten Erinnerungen festhalten wollen
- Ablenkung, wie ein Taschenbuch, eine Zeitung, Zeitschriften oder Sudoku

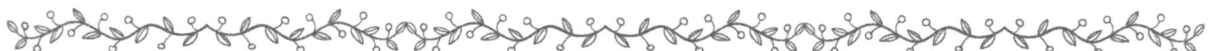

Checkliste für Krankenhaustaschen

Ideen für Babynamen

Unsere Top-Auswahl

Liebes Baby

Kinderzimmer To-Do-Liste

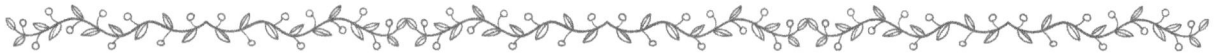

Ein Kinderbett oder ein Stubenwagen. Ihr Baby braucht einen sicheren, flachen und festen Schlafplatz. Legen Sie keine Decken, Kissen, Plüschtiere, Bettchen, Dekorationen oder andere Dinge außer einem Spannbetttuch in das Kinderbett Ihres Babys. Unter dem Kinderbett ist es jedoch anders, und das ist ein großartiger Platz für die Aufbewahrung.

Eine Kinderbettmatratze. Denken Sie daran, dass Sie auch eine Matratze für das Kinderbett kaufen müssen! Registrieren Sie sich nicht nur für das Kinderbett und vergessen Sie dann, dass Sie auch eine Matratze brauchen. Wasserfeste Matratzenschoner (zwei, damit Sie sie auswechseln können) sind auch gut zu haben.

Bettlaken. Sie brauchen mindestens drei Bettlaken, denn manchmal müssen Sie die Laken mehr als einmal pro Nacht wechseln, weil das Kind spuckt oder die Windel ausläuft.

Einen Wickeltisch und Windelzubehör. Dies ist eine gute Gelegenheit, eine Wickelauflage auf eine Kommode oder einen anderen Stauraum zu stellen. Sie brauchen eine Ablage (oder die oberste Schublade einer Kommode) für Windeln, Feuchttücher und Windelcreme, aber Sie brauchen keinen Wärmer für die Tücher. Sie brauchen mindestens zwei Bezüge für die Wickelauflage.

Ein Schaukelstuhl oder Gleiter. Zum Füttern (Stillen oder Flaschennahrung) und zum Einschlafen brauchen Sie einen Platz, an dem Sie sitzen können, vor allem mitten in der Nacht. Der passende Hocker ist allerdings nicht unbedingt erforderlich. Ein Stillkissen (auch für die Flaschennahrung hilfreich) ist ebenfalls sehr gut.

Ein Wäschekorb. Wenn Sie Ihr Baby auf dem Wickeltisch umziehen, sollten Sie die schmutzige Kleidung direkt in einen Wäschekorb werfen können. Er sollte nicht zu viel Platz auf dem Boden einnehmen (eher hoch und schmal als breit und kurz) und sich leicht zur Waschmaschine transportieren lassen (oder einen abnehmbaren Beutel haben).

Ein Eimer für Windeln. Neben der Wickelstation brauchen Sie einen Ort, an dem Sie die schmutzigen Windeln entsorgen können. Idealerweise etwas, das abgedeckt und versiegelt ist, wie ein Diaper Genie.

Ein Babyfon. Wenn Sie nicht direkt nebenan oder im Zimmer schlafen und sicher sind, dass Sie von den Schreien Ihres Babys geweckt werden, sollten Sie sich ein Babyfon zulegen, damit Sie gewarnt werden, wenn es Zeit ist, ins Kinderzimmer zu gehen, um alles zu holen, was Ihr Baby braucht. Ein Videomonitor ist nicht unbedingt notwendig, aber auf jeden Fall sehr hilfreich.

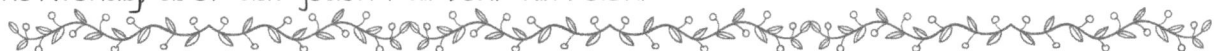

Nursery To-Do List

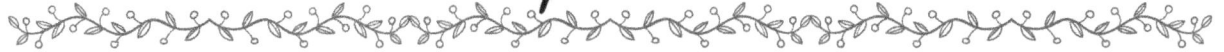

Aufbewahrung von Kleidung. Sie brauchen entweder eine Kommode oder einen Schrank (oder beides!) für die Kleidung Ihres Babys.

Was ist gut für ein Kinderzimmer?

Ein Luftbefeuchter. YSie brauchen ihn vielleicht nicht, und viele Babys kommen auch ohne ihn aus.

Babysicherheitsartikel. Natürlich sind diese Dinge in den nächsten Monaten unerlässlich, aber im Moment müssen Sie sich noch keine Gedanken über Türschlösser oder Türknaufabdeckungen machen. Aber wenn Sie noch nicht wissen, was Sie in Ihre Wunschliste aufnehmen sollen, können Sie mit diesen Dingen schon jetzt anfangen.

Zusätzliche Windeln. Registrieren Sie sich für einige Windeln der Größen 1, 2 und 3, um einen Vorsprung zu haben. Sie werden auf jeden Fall gebraucht, und man weiß nie, wie groß Ihr Baby bei der Geburt sein wird.

Verdunkelungsvorhänge. Verdunkelungsvorhänge sorgen dafür, dass Ihr Baby während des Mittagsschlafs nicht von der Sonne geweckt wird.

Ein Mobile. Ihr Baby kommt auch ohne ein Mobile zurecht, obwohl es sehr schön ist, um es zum Einschlafen zu bringen.

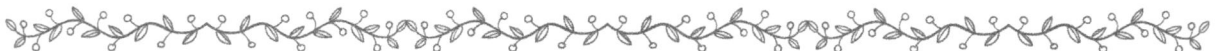

Kinderzimmer To-Do-Liste

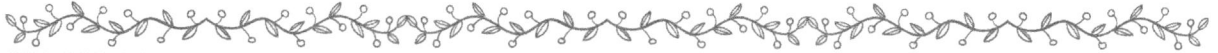

To-Do-Liste	Liste zum Kaufen

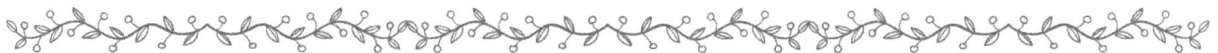

Baby-Einkaufsliste

Ideen und Notizen

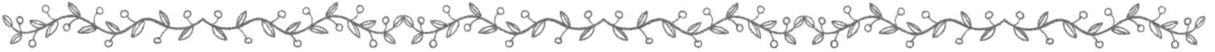

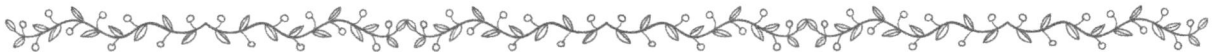

Ideen und Notizen

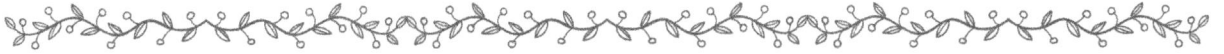

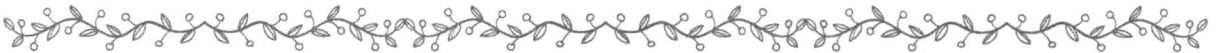

Ideen und Notizen

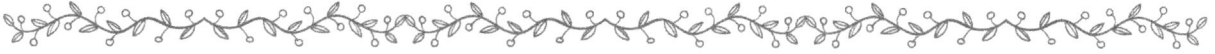

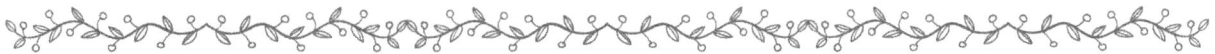

Ideen und Notizen

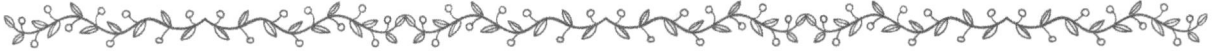

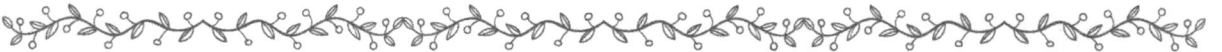

Ideen und Notizen

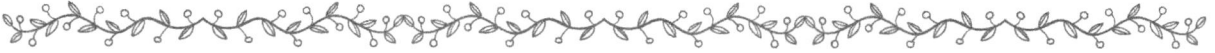

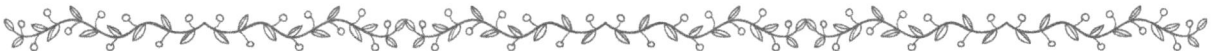

Ideen und Notizen

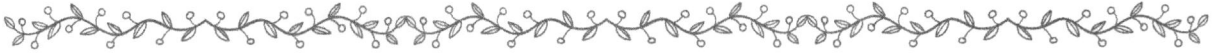

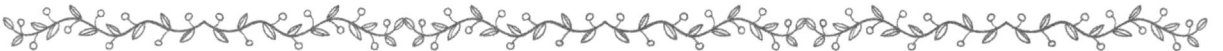

Ich danke Ihnen!

vielen Dank, dass Sie unser Schwangerschaftsjournal
ausprobiert haben!
Wir würden uns freuen, von Ihnen zu hören!

Wenn Sie dieses Notizbuch für gut befunden haben,
unterstützen Sie uns bitte,
unterstützen Sie uns und hinterlassen Sie eine Bewertung.

Wenn Sie Anregungen oder Probleme mit diesem Journal
haben, oder wenn
Sie einige unserer neuesten Notizbücher testen möchten
senden Sie uns bitte eine E-Mail.

Senden Sie eine E-Mail an:

pickme.readme@gmail.com

Copyright
@ 2022

Alle Rechte vorbehalten

Sie dürfen den Inhalt dieses Buches nicht ohne direkte schriftliche Genehmigung des Autors reproduzieren, vervielfältigen oder versenden. Sie können hiermit unter keinen Umständen den Herausgeber für irgendwelche Wiedergutmachungen, Entschädigungen oder Geldverluste verantwortlich machen, die auf die hier enthaltenen Informationen zurückzuführen sind, weder direkt noch indirekt.

Rechtlicher Hinweis: Dieses Buch ist urheberrechtlich geschützt. Sie können das Buch für persönliche Zwecke verwenden. Sie sollten das in diesem Buch enthaltene Material weder ganz noch teilweise verkaufen, verwenden, verändern, verteilen, zitieren, auszugsweise übernehmen oder paraphrasieren, ohne vorher die Erlaubnis des Autors einzuholen.

Hinweis zum Haftungsausschluss: Bitte beachten Sie, dass die Informationen in diesem Dokument nur zur gelegentlichen Lektüre und zu Unterhaltungszwecken gedacht sind.
Wir haben alle Anstrengungen unternommen, um genaue, aktuelle und zuverlässige Informationen zu liefern. Wir geben keine Garantien irgendwelcher Art ab oder schließen sie ein. Die lesenden Personen nehmen zur Kenntnis, dass der Autor nicht damit beschäftigt ist, rechtliche, finanzielle, medizinische oder andere Ratschläge zu geben. Der Inhalt dieses Buches wurde von uns an verschiedenen Stellen zusammengestellt.

Bitte konsultieren Sie einen lizenzierten Fachmann, bevor Sie die in diesem Buch gezeigten Techniken ausprobieren. Indem er durch dieses Dokument geht, kommt der Buchliebhaber zu einer Vereinbarung, dass unter keiner Situation ist der Autor verantwortlich für jeden Verlust, direkt oder indirekt, die sie wegen der Verwendung von Material in diesem Dokument enthalten sind, einschließlich, aber nicht beschränkt auf, - Fehler, Auslassungen oder Ungenauigkeiten.

www.ingramcontent.com/pod-product-compliance
Lightning Source LLC
Chambersburg PA
CBHW052113020426
42335CB00021B/2737